Guide Très Pratique :

12 huiles essentielles pour toute la famille

Avertissement

Ce livre pratique n'a pas la prétention de remplacer une consultation auprès d'un médecin. Il a pour but essentiel de mieux prévenir les troubles de santé en apprenant à utiliser les huiles essentielles de manière simple et accessible à tous.

Tout symptôme inquiétant doit faire l'objet d'une consultation chez votre médecin traitant.
En cas d'urgence, appeler le 115.

Contact :

Si vous avez des questions sur cet ouvrage ou si vous souhaitez avoir des informations au sujet d'un trouble non mentionné dans ce guide pratique, vous pouvez me contacter à l'adresse mail suivante :

couletcynthia@gmail.com

Introduction

L'aromathérapie, bien que riche en bienfaits, peut sembler intimidante pour celles et ceux qui aspirent à des solutions naturelles.

Ce livre est destiné à vous, qui souhaitez découvrir les vertus des huiles essentielles sans complication.

Mon objectif est de vous offrir une approche claire, pratique et minimaliste de l'aromathérapie.

Je vous guiderai à travers des explications concises.

Je suis conseillère en naturopathie depuis 2021, l'aromathérapie fait partie intégrante des spécialités de mon métier.

Depuis toujours, je me soigne naturellement Aujourd'hui, je souhaite partager avec vous ces connaissances pour rendre le bien-être naturel accessible à tous.

Sommaire

Première partie :
Comment bien utiliser les huiles essentielles
1. Les règles de dilution et précautions d'emploi.
2. Les différentes huiles végétales et leurs propriétés.

Deuxième partie :
Les 12 huiles vraiment essentielles.
1. 3 huiles essentielles à partir de 3 mois
2. 3 huiles essentielles à partir de 3 ans
3. 6 huiles essentielles à partir de 7 ans

Troisième partie :
50 maux du quotidien
1. Les maux courants chez les enfants
2. Les maux du quotidien

Table des matières

<u>**Première partie**</u>

Comment bien utiliser les huiles essentielles

1.Les règles de dilution et précaution d'emploi

La dilution des huiles essentielles est primordiale pour assurer leur sécurité, surtout lorsqu'elles sont appliquées sur la peau.

Pourquoi diluer les huiles essentielles ?

Les huiles essentielles sont très concentrées et puissantes. Les appliquer pures sur la peau peut causer des irritations, des réactions allergiques, ou même des brûlures. La dilution permet de réduire leur concentration tout en conservant leurs bienfaits.

Comment diluer une huile essentielle ?

Pour diluer une huile essentielle, vous devez la mélanger avec une huile végétale (comme l'huile d'amande douce, de jojoba, ou d'olive).
La concentration de l'huile essentielle dans ce mélange dépend de l'usage prévu et de la personne qui va l'utiliser (adulte, enfant, bébé, etc.)

Concentrations courantes :

Pour un adulte :
- Concentration de 2% : 2 gouttes d'huile essentielle pour 98 gouttes d'huile végétale (ou 10 gouttes pour 1 CAC d'huile végétale).
- Concentration de 5% : 5 gouttes d'huile essentielle pour 95 gouttes d'huile végétale (ou 25 gouttes pour 1 CAC d'huile végétale).

Pour un enfant (+ de 3 ans) :
- Concentration de 1% :1 goutte d'huile essentielle pour 99 gouttes d'huile végétale (ou 5 gouttes pour 1 CAC d'huile végétale).

Pour un bébé (3 mois à 3 ans) :
- Concentration de 0,5% : 1 goutte d'huile essentielle pour 200 gouttes d'huile végétale (ou 2 à 3 gouttes pour 1 CAS d'huile végétale).

Exemple concret :
Si vous voulez préparer un mélange de 10 ml (environ 2 cuillères à café) d'huile végétale pour un adulte à une concentration de 2%, vous ajouterez environ 4 gouttes d'huile essentielle.

Précautions d'emploi générales des huiles essentielles :

Dilution nécessaire : Toujours diluer les huiles essentielles dans une huile végétale avant application cutanée. Une concentration de 1 à 3 % est généralement recommandée pour un usage sûr.

Test de tolérance cutanée : Avant toute utilisation sur une grande surface de peau, faire un test de tolérance sur une petite zone (comme le pli du coude) pour vérifier l'absence de réaction allergique.

Usage interne limité : L'ingestion d'huiles essentielles doit être faite uniquement sous la supervision d'un professionnel de santé qualifié, en raison de leur concentration élevée et de leurs effets potentiels sur les organes internes.

Ne pas appliquer près des yeux et des muqueuses : Les huiles essentielles sont irritantes pour les yeux, le nez, la bouche et les oreilles. En cas de contact accidentel, rincer immédiatement avec une huile végétale, et non avec de l'eau.

Précautions spécifiques pour les enfants et les femmes enceintes : Certaines huiles essentielles sont contre-indiquées pour les femmes enceintes, allaitantes et les jeunes enfants.

Consulter un professionnel de santé avant utilisation.

Conservation appropriée : Garder les huiles essentielles dans des flacons bien fermés, à l'abri de la lumière, de la chaleur et de l'humidité pour préserver leur efficacité.

Respecter les doses recommandées : Un excès peut entraîner des effets secondaires indésirables ou dangereux.

En respectant ces précautions, les huiles essentielles peuvent être utilisées de manière sûre et efficace pour profiter de leurs nombreux bienfaits.

2. Les différentes huiles végétales et leurs propriétés.

Huile d'amande douce

- Apaisante et émolliente : Calme les irritations et adoucit les peaux sèches et sensibles.
- Régénérante : Favorise la réparation des tissus cutanés.

Huile de jojoba

- Antibactérienne : Possède des propriétés antibactériennes légères, ce qui aide à lutter contre les imperfections.
- Régulatrice de sébum : Équilibre la production de sébum, ce qui la rend idéale pour les peaux mixtes à grasses.
- Propriétés spécifiques : Peut aider à prévenir les infections cutanées légères grâce à ses propriétés antibactériennes douces.

Huile de coco

- Antibactérienne : Contient de l'acide laurique, connu pour ses propriétés antibactériennes et antifongiques.
- Hydratante et protectrice : Nourrit la peau en profondeur et forme une barrière protectrice.
- Propriétés spécifiques : Efficace contre certaines bactéries et champignons, utile pour les peaux à tendance acnéique et pour les soins des cheveux.

Huile d'olive

- Antioxydante : Riche en vitamine E, elle protège la peau contre les radicaux libres.
- Antibactérienne légère : Aide à protéger la peau contre certaines infections cutanées.
- Propriétés spécifiques : Favorise la cicatrisation et possède des propriétés anti-inflammatoires.

Huile de noyau d'abricot

- Revitalisante : Redonne de l'éclat aux peaux ternes et fatiguées.
- Adoucissante : Apaise et nourrit la peau, surtout les peaux sensibles et irritées.

Huile de pépins de raisin

- Antioxydante : Riche en polyphénols, elle protège la peau contre les dommages des radicaux libres.
- Astringente : Aide à resserrer les pores, ce qui est utile pour les peaux grasses.
- Propriétés spécifiques : Légèrement antibactérienne, idéale pour les soins des peaux mixtes à grasses.

Huile d'argan

-Antioxydante : Contient des tocophérols (vitamine E) qui protègent la peau.
- Régénérante : Aide à la cicatrisation et à la régénération des cellules cutanées.
- Propriétés spécifiques : Anti-inflammatoire.

Huile de calendula (macérât huileux)

- Anti-inflammatoire : Calme les irritations et les inflammations cutanées.
- Cicatrisante : Favorise la guérison des petites plaies et des irritations.
- Propriétés spécifiques : Légèrement antifongique et antibactérienne, surtout utilisée pour apaiser et cicatriser la peau.

Huile d'avocat

- Régénérante : Favorise la régénération des tissus cutanés, idéale pour les peaux abîmées.
- Anti-inflammatoire : Apaise les inflammations et rougeurs cutanées.
- Propriétés spécifiques : Nourrissante en profondeur.

Huile de sésame

- Antioxydante : Riche en vitamine E et en sésamoline, elle protège la peau contre les radicaux libres.
- Propriétés spécifiques : Propriétés antibactériennes et antifongiques douces, idéale pour les soins de la peau et des cheveux.

Huile de macadamia

- Régénérante : Particulièrement adaptée pour réparer les peaux abîmées et fragilisées.
- Cicatrisante : Aide à la guérison des cicatrices et des vergetures.
- Propriétés spécifiques : Anti-inflammatoire et nourrissante.

Huile de rose musquée

- Régénérante : Très efficace pour favoriser la cicatrisation et réduire les cicatrices.
- Anti-inflammatoire : Réduit les rougeurs et les irritations.
- Propriétés spécifiques : Anti-âge et cicatrisante.

En résumé :

- Antibactériennes et/ou antifongiques :
Huile de coco, huile de jojoba, huile de sésame.

- Cicatrisantes et régénérantes :
Huile de rose musquée, huile de macadamia, huile d'avocat, huile de calendula, huile d'argan.

- Anti-inflammatoires :
Huile de calendula, huile de rose musquée, huile de macadamia, huile d'avocat.

Deuxième partie

12 huiles vraiment essentielles

Introduction

Les huiles essentielles sont des extraits naturels concentrés obtenus à partir de diverses parties des plantes, comme les fleurs, les feuilles, les écorces ou les racines.

Elles sont utilisées depuis des siècles pour leurs bienfaits thérapeutiques, aromatiques et médicinaux. Cependant, leur puissance exige une utilisation prudente et éclairée pour éviter tout risque pour la santé.

3 huiles essentielles à partir de 3 mois

Huile essentielle de lavande vraie

Qu'est-ce que la lavande vraie ?

La lavande vraie (Lavandula angustifolia), également appelée lavande officinale, est une plante aromatique originaire des régions méditerranéennes.

Ses propriétés :

- Relaxante : L'huile essentielle de lavande vraie est connue pour ses propriétés apaisantes qui aident à réduire le stress, l'anxiété et à favoriser un sommeil réparateur.

- Antiseptique : Elle possède des propriétés antiseptiques qui aident à prévenir et à traiter les infections mineures de la peau.

- Anti-inflammatoire : Elle aide à réduire l'inflammation, ce qui en fait un excellent choix pour les affections cutanées irritées ou les douleurs musculaires.
- Cicatrisante : Elle favorise la régénération des tissus, ce qui aide à la guérison des petites coupures, des brûlures et autres plaies.

- Antalgique : Grâce à ses propriétés analgésiques, elle peut soulager les douleurs légères, telles que les maux de tête ou les crampes.

Utilisations courantes :

- roubles du sommeil : Diffusez quelques gouttes d'huile essentielle de lavande vraie dans votre chambre avant de dormir ou appliquez-en une goutte sur votre oreiller pour favoriser un sommeil paisible.

- Stress et anxiété : Appliquez une goutte sur les poignets ou le plexus solaire et respirez profondément pour vous détendre rapidement en cas de stress ou d'anxiété.

- Petites plaies et brûlures légères : Appliquez une goutte d'huile essentielle de lavande vraie pure directement sur la zone affectée pour favoriser la guérison et prévenir les infections.

- Douleurs musculaires : Diluez quelques gouttes dans une huile végétale et massez les muscles endoloris pour soulager les tensions et les douleurs

Huile essentielle de mandarinier

Qu'est-ce que le mandarinier ?

Le mandarinier (Citrus reticulata) est un arbre cultivé principalement dans les régions méditerranéennes et en Asie.
Son huile essentielle est extraite du zeste de son fruit, particulièrement adaptée aux enfants et aux personnes sensibles.

Précautions d'emploi spécifiques : Ne pas appliquer avant une exposition au soleil, car l'huile essentielle de mandarinier est photosensibilisante.

Ses propriétés :

- Relaxante : Connue pour ses vertus calmantes, elle aide à réduire le stress, l'anxiété et favorise un sommeil paisible.

- Digestive : Elle soutient le système digestif en soulageant les ballonnements et les troubles digestifs légers.

- Antispasmodique : Elle réduit les spasmes musculaires, notamment au niveau de l'abdomen.

- Antiseptique : Elle possède des propriétés antiseptiques douces, purifiant l'air ambiant.

- Cicatrisante : Elle aide à la régénération des cellules cutanées et peut être utilisée pour améliorer l'apparence des cicatrices.

Utilisations courantes :

- Sommeil des bébés (à partir de 3 mois) : Diffuser une à deux gouttes dans la chambre du bébé avant le coucher pour créer une ambiance apaisante.

- Coliques et troubles digestifs (bébés à partir de 3 mois) : Diluer une goutte d'huile essentielle de mandarinier dans une huile végétale (comme l'huile d'amande douce) et massez doucement le ventre du bébé dans le sens des aiguilles d'une montre pour apaiser les coliques.

- Stress et agitation (enfants et adultes) : Appliquer une goutte diluée sur les poignets ou le plexus solaire pour calmer l'anxiété.

- Soins de la peau : Ajoutez quelques gouttes à une crème ou une huile végétale pour aider à cicatriser les petites plaies ou les vergetures

Huile essentielle de camomille romaine

Qu'est-ce que la camomille romaine ?

La camomille romaine (Chamaemelum nobile) est une plante vivace, souvent cultivée pour ses fleurs blanches et son huile essentielle précieuse. Originaire d'Europe de l'Ouest, elle est connue pour ses propriétés apaisantes et thérapeutiques.

Ses propriétés :

- Calmante : Elle aide à réduire le stress et favorise un sentiment de relaxation.

- Antispasmodique : Elle soulage les crampes et les spasmes musculaires, notamment au niveau digestif.

- Anti-inflammatoire : Elle diminue l'inflammation, utile en cas de troubles cutanés tels que l'eczéma.

- Analgésique : Elle atténue les douleurs, incluant les maux de tête et les douleurs dentaires.

- Cicatrisante : Elle favorise la guérison des petites plaies et des irritations cutanées.

Utilisations courantes :

- Stress et insomnie : Diffuser quelques gouttes dans une pièce ou appliquez-en une goutte sur les poignets pour favoriser la détente et améliorer la qualité du sommeil.

- Douleurs menstruelles : Diluer quelques gouttes dans une huile végétale et massez le bas-ventre pour soulager les crampes menstruelles.

- Troubles digestifs : Appliquer un mélange d'huile essentielle et d'huile végétale sur l'abdomen pour calmer les douleurs digestives et les ballonnements.

- Peau irritée ou eczéma : Mélanger avec une huile végétale et appliquez sur les zones affectées pour réduire l'inflammation et favoriser la cicatrisation.

4 huiles essentielles
à partir de 3 ans

Huile essentielle de Tea Tree

Qu'est-ce que le Tea Tree ?

Le Tea Tree (Melaleuca alternifolia) est une plante originaire d'Australie.

L'huile essentielle de Tea Tree provient de ses feuilles, elle est réputée pour ses nombreuses propriétés médicinales et est largement utilisée dans les soins de la peau et les remèdes naturels.

Ses propriétés :

- Antibactérienne : Elle combat efficacement une large gamme de bactéries responsables d'infections cutanées.

- Antifongique : Elle est particulièrement utile pour traiter les infections fongiques telles que les mycoses des pieds.

- Antiviral : Elle aide à lutter contre certains virus, réduisant ainsi la durée et la gravité des infections virales.

- Anti-inflammatoire : Elle apaise les inflammations cutanées et réduit les rougeurs associées.

- Immunostimulante : Elle renforce le système immunitaire et aide le corps à mieux se défendre contre les infections.

Utilisations courantes :

- Acné : Appliquer une goutte d'huile essentielle de Tea Tree pure sur les boutons pour réduire l'inflammation et éliminer les bactéries responsables.

- Mycoses des pieds : Diluer quelques gouttes dans une huile végétale et appliquez sur les zones affectées pour traiter l'infection fongique.

- Infections cutanées mineures : Utiliser quelques gouttes sur une compresse pour désinfecter et accélérer la guérison des coupures ou égratignures.

- Cheveux gras : Ajoutez quelques gouttes dans votre shampooing pour réguler la production de sébum et assainir le cuir chevelu.

Huile essentielle de Ravintsara

Qu'est-ce que le ravintsara ?

Le ravintsara (Cinnamomum camphora) est un arbre originaire de Madagascar, dont les feuilles sont utilisées pour extraire une huile essentielle aux multiples vertus.

Cette huile, souvent confondue avec celle de ravensare, est particulièrement appréciée pour ses propriétés antivirales et immunostimulantes.

Ses propriétés :

- Antivirale : L'huile essentielle de ravintsara est réputée pour combattre les virus, aidant ainsi à prévenir et traiter les infections virales comme la grippe ou le rhume.

- Immunostimulante : Elle renforce le système immunitaire, ce qui en fait un allié précieux en période hivernale pour éviter les maladies.

- Antibactérienne : Cette huile aide également à éliminer certaines bactéries, renforçant son action protectrice.
- Expectorante : Elle facilite l'expulsion des mucosités, ce qui la rend utile pour dégager les voies respiratoires.

- Relaxante : Elle possède aussi des propriétés relaxantes, aidant à réduire le stress et à favoriser le sommeil.

Utilisations courantes :

- Prévention des infections hivernales : Diffusez quelques gouttes d'huile essentielle de ravintsara dans une pièce pour purifier l'air et stimuler vos défenses immunitaires.

- Traitement des rhumes et grippes : Appliquez diluée dans une huile végétale sur le thorax et le dos pour dégager les voies respiratoires et favoriser la guérison.

- Fatigue et stress : Ajoutez quelques gouttes dans un diffuseur ou un bain pour profiter de ses effets relaxants et énergisants.

- Soulagement des maux de tête : Massez doucement les tempes avec une petite quantité d'huile diluée pour apaiser les douleurs

Huile essentielle de Niaouli

Qu'est-ce que le Niaouli ?

Le Niaouli (Melaleuca quinquenervia) est un arbre originaire d'Australie et de Nouvelle-Calédonie, appartenant à la famille des Myrtacées, la même famille que l'arbre à thé. L'huile essentielle de Niaouli est extraite par distillation des feuilles de cet arbre. Elle est réputée pour ses nombreuses propriétés thérapeutiques, notamment grâce à sa composition riche en 1,8-cinéole et en sesquiterpènes.

Ses propriétés :

- Antibactérienne : Elle aide à combattre les infections bactériennes en limitant la prolifération des germes pathogènes.

- Antivirale : Elle est efficace pour lutter contre les infections virales, notamment celles des voies respiratoires.

- Immunostimulante : Elle renforce le système immunitaire et aide l'organisme à se défendre contre les infections.
- Expectorante : Elle facilite l'expulsion des mucosités et aide à dégager les voies respiratoires.

- Antifongique : Elle est utile pour traiter certaines infections fongiques, comme les mycoses.

Utilisations courantes :

- Infections respiratoires : Diluez quelques gouttes d'huile essentielle de Niaouli dans une huile végétale et massez le thorax pour dégager les voies respiratoires, ou inhalez les vapeurs après les avoir ajoutées à un bol d'eau chaude.

- Système immunitaire affaibli : Diffusez l'huile essentielle de Niaouli dans votre espace de vie ou appliquez-la en massage sur les poignets pour renforcer votre système immunitaire.

- Infections cutanées : Appliquez localement une goutte diluée dans une huile végétale sur les zones concernées pour combattre les infections bactériennes ou fongiques.

- Soins bucco-dentaires : Ajoutez une goutte d'huile essentielle de Niaouli à votre dentifrice ou utilisez-la en bain de bouche pour assainir la cavité buccale et prévenir les infections.

Huile essentielle de citron

Qu'est-ce que l'huile essentielle de citron ?

L'huile essentielle de citron (Citrus limon) est extraite de la peau du citron, un agrume connu pour son parfum frais et acidulé. Originaire d'Asie, le citron est maintenant cultivé dans de nombreuses régions du monde, notamment dans les zones méditerranéennes.

Précautions d'emploi spécifiques : L'huile essentielle de citron est photosensibilisante : évitez l'exposition au soleil ou aux UV après application sur la peau

Ses propriétés :

- Antibactérienne : Elle aide à éliminer les bactéries et à prévenir les infections.

- Antivirale : Elle renforce le système immunitaire et combat les infections virales.

- Tonique digestive : Elle stimule la digestion et aide à soulager les troubles digestifs comme les ballonnements et les nausées.

- Détoxifiante : Elle aide à purifier le foie et à éliminer les toxines du corps.

- Antiseptique aérienne : Elle purifie l'air en éliminant les agents pathogènes et en rafraîchissant l'atmosphère.

Utilisations courantes :

- Purification de l'air : Diffusez quelques gouttes d'huile essentielle de citron dans un diffuseur pour assainir et rafraîchir l'air ambiant.

- Troubles digestifs : Diluez une goutte dans une huile végétale (comme l'huile d'amande douce) et massez doucement l'abdomen pour favoriser la digestion.

- Soins de la peau : Ajoutez une goutte d'huile essentielle de citron à votre crème hydratante pour aider à clarifier et tonifier la peau.

- Fatigue mentale : Inhalez l'huile essentielle de citron directement depuis le flacon ou ajoutez-en quelques gouttes à un mouchoir pour stimuler votre esprit et améliorer votre concentration.

5 huiles essentielles
à partir de 7 ans

Huile Essentielle de Menthe Poivrée

Qu'est-ce que la menthe poivrée ?

La menthe poivrée (Mentha piperita) est une plante herbacée vivace de la famille des Lamiacées. Originaire d'Europe et du Moyen-Orient, elle est maintenant cultivée dans le monde entier pour ses multiples vertus. La menthe poivrée se distingue par ses feuilles ovales et dentelées, ainsi que par son parfum intense et mentholé.

Ses propriétés :

- Antibactérienne : Elle aide à éliminer les bactéries et à prévenir les infections.

- Antispasmodique : Elle apaise les spasmes musculaires et les crampes.
- Analgésique : Elle soulage les maux de tête, les douleurs musculaires et les douleurs articulaires.

- Digestive : Elle favorise la digestion et soulage les maux d'estomac.

- Stimulante : Elle aide à combattre la fatigue et améliore la concentration.

Utilisations courantes :

- Maux de tête : Appliquez une goutte d'huile essentielle de menthe poivrée sur les tempes et massez doucement pour soulager les céphalées.

- Douleurs musculaires et articulaires : Diluez quelques gouttes dans une huile végétale (comme l'huile de coco) et massez les zones douloureuses pour un soulagement efficace.

- Ballonnements ou indigestion : Mélangez une goutte dans une CAC de miel ou d'huile végétale et avalez pour vous soulager.

- Fatigue et manque de concentration : Inhalez directement l'huile essentielle de menthe poivrée ou diffusez-la dans une pièce.
- Congestion nasale : Ajoutez quelques gouttes dans un bol d'eau chaude et inhalez les vapeurs pour dégager les voies respiratoires.

<u>Baume de Copaïba</u>

Qu'est-ce que le baume de copaïba ?

L'huile essentielle de baume de copaïba (Copaifera officinalis) est extraite de la résine d'un arbre originaire de la forêt amazonienne. Utilisée depuis des siècles par les populations indigènes.

Ses propriétés :

- Anti-inflammatoire : Elle aide à réduire l'inflammation, ce qui la rend utile pour traiter diverses affections inflammatoires, notamment les douleurs articulaires et musculaires.

- Antiseptique : Elle possède des propriétés antimicrobiennes qui contribuent à prévenir les infections en éliminant les bactéries et les champignons.

- Cicatrisante : Elle favorise la régénération de la peau et accélère la cicatrisation des plaies.

- Antalgique : Elle aide à soulager les douleurs, qu'elles soient musculaires, articulaires ou liées à des affections cutanées.

- Régénérante cellulaire : Elle stimule le renouvellement cellulaire, bénéfique pour la peau mature ou endommagée.

Utilisations courantes :

- Douleurs articulaires et musculaires : Diluez quelques gouttes d'huile essentielle de baume de copaïba dans une huile végétale (comme l'huile d'argan ou d'amande douce) et massez les zones douloureuses pour soulager les tensions et l'inflammation.

- Soins de la peau : Ajoutez quelques gouttes à votre crème hydratante ou à une huile de support pour améliorer l'élasticité de la peau et favoriser la cicatrisation des cicatrices ou des imperfections.

- Infections cutanées : Appliquez une goutte diluée sur les zones touchées pour prévenir ou traiter les infections mineures, telles que les boutons ou les petites coupures.

- Soulagement des maux de tête : Massez une goutte diluée sur les tempes pour aider à apaiser les maux de tête légers.

Huile essentielle de Citronnelle

Qu'est-ce que l'huile essentielle de citronnelle ?

L'huile essentielle de citronnelle (Cymbopogon citratus ou Cymbopogon nardus) est extraite des feuilles et des tiges de la plante de citronnelle, originaire d'Asie du Sud-Est. Elle est bien connue pour son parfum frais, citronné et légèrement sucré.

Ses propriétés :

- Anti-moustique : Elle est largement utilisée pour repousser les moustiques et autres insectes grâce à ses composés actifs comme le citronellol et le géraniol.

- Anti-inflammatoire : Elle aide à réduire l'inflammation, en particulier en cas de douleurs articulaires ou musculaires.

- Antibactérienne : Elle possède des propriétés qui inhibent la croissance de certaines bactéries, ce qui en fait un bon choix pour les soins de la peau.

- Antifongique : Elle est efficace pour lutter contre les infections fongiques, comme le pied d'athlète

- Déodorante : Elle aide à neutraliser les odeurs désagréables, ce qui en fait un ingrédient populaire dans les produits de soins corporels.

Utilisations courantes :

- Répulsif contre les insectes : Appliquez quelques gouttes d'huile essentielle de citronnelle diluée dans une huile végétale sur la peau exposée ou diffusez-la dans votre maison pour éloigner les moustiques.

- Douleurs musculaires et articulaires : Massez les zones douloureuses avec un mélange d'huile essentielle de citronnelle et d'une huile végétale (comme l'huile de coco) pour soulager les tensions et les inflammations.

- Soin des pieds : Pour prévenir ou traiter le pied d'athlète, ajoutez quelques gouttes d'huile essentielle de citronnelle à un bain de pieds chaud.

- Déodorant naturel : Mélangez l'huile essentielle de citronnelle avec de l'huile de coco et du bicarbonate de soude pour créer un déodorant naturel efficace

Huile essentielle d'Eucalyptus

Qu'est-ce que l'huile essentielle d'eucalyptus ?

L'huile essentielle d'eucalyptus (Eucalyptus globulus) est extraite des feuilles de l'eucalyptus, un arbre originaire d'Australie. Réputée pour son parfum frais et pénétrant, elle est largement utilisée en aromathérapie et en médecine traditionnelle pour ses nombreuses propriétés bénéfiques.

Ses propriétés :

- Antibactérienne : L'huile essentielle d'eucalyptus est efficace pour éliminer une grande variété de bactéries.

- Antivirale : Elle aide à combattre les infections virales, en particulier celles affectant le système respiratoire, comme le rhume et la grippe.

- Expectorante : Elle favorise l'expulsion des mucus et aide à dégager les voies respiratoires.

- Anti-inflammatoire : L'eucalyptus réduit l'inflammation, apaisant ainsi les douleurs musculaires et articulaires.

- Antifongique : Elle lutte efficacement contre les infections fongiques, notamment celles affectant la peau.

Utilisations courantes :

- Rhumes et congestions nasales : Ajoutez quelques gouttes d'huile essentielle d'eucalyptus dans un bol d'eau chaude et inhalez les vapeurs pour dégager les voies respiratoires.

- Douleurs musculaires : Diluez quelques gouttes d'huile essentielle d'eucalyptus dans une huile végétale (comme l'huile de coco) et massez les zones douloureuses pour soulager les tensions musculaires.

- Infections fongiques : Appliquez une huile diluée sur la zone affectée pour traiter les infections fongiques, comme le pied d'athlète.

- Assainissement de l'air : Diffusez l'huile essentielle d'eucalyptus dans votre maison pour purifier l'air et prévenir la propagation des infections.

Huile essentielle de romarin

Qu'est-ce que l'huile essentielle de romarin ?

L'huile essentielle de romarin (Rosmarinus officinalis) est extraite des feuilles et des fleurs du romarin, une plante aromatique originaire de la région méditerranéenne. Connue pour son arôme puissant et herbacé, cette huile est largement utilisée en aromathérapie et en phytothérapie.

Ses propriétés :

- Stimulante : Elle aide à améliorer la concentration et à combattre la fatigue mentale.

- Tonique capillaire : Elle favorise la croissance des cheveux et aide à lutter contre leur chute.

- Antibactérienne et antifongique : Elle aide à prévenir les infections en éliminant les bactéries et les champignons.

- Antidouleur : Elle soulage les douleurs musculaires et articulaires, notamment en cas de rhumatismes.

- Décongestionnante respiratoire : Elle aide à dégager les voies respiratoires en cas de toux ou de rhume.

Utilisations courantes :

- Fatigue mentale : Diffusez quelques gouttes d'huile essentielle de romarin dans une pièce ou inhalez directement pour améliorer la concentration et l'énergie.

- Soin des cheveux : Ajoutez quelques gouttes à votre shampooing habituel ou faites un massage du cuir chevelu avec une huile végétale pour stimuler la croissance des cheveux.

- Douleurs musculaires et articulaires : Diluez l'huile essentielle de romarin dans une huile végétale et massez les zones douloureuses pour un soulagement rapide.

- Infections respiratoires : Ajoutez quelques gouttes dans un bol d'eau chaude et inhalez les vapeurs pour dégager les voies respiratoires.

Huile essentielle bonus

Huile essentielle de clou de girofle

**Qu'est-ce que l'huile essentielle de
clou de girofle ?**

L'huile essentielle de clou de girofle (Eugenia caryophyllata) est extraite des boutons floraux séchés du giroflier, un arbre originaire des îles Moluques en Indonésie. Elle est utilisée depuis des siècles pour ses vertus médicinales.

Ses propriétés :

- Antibactérienne : Elle combat les infections en détruisant un large spectre de bactéries.

- Antifongique : Elle est efficace contre les infections fongiques, notamment les mycoses.

- Analgésique : Elle soulage rapidement les douleurs, en particulier les maux de dents.

- Antiseptique : Elle désinfecte les plaies et prévient les infections.

- Anti-inflammatoire : Elle aide à réduire les inflammations locales.

Utilisations courantes :

- Douleurs dentaires : Appliquez une goutte d'huile essentielle de clou de girofle pure sur un coton et placez-le sur la dent douloureuse pour un soulagement rapide.

- Infections cutanées : Diluez quelques gouttes dans une huile végétale et appliquez sur les zones concernées pour désinfecter et apaiser.

- Mycoses : Mélangez avec une huile végétale et appliquez sur les zones touchées pour combattre les infections fongiques.

- Rhumatismes et douleurs articulaires : Diluez dans une huile de support et massez les zones douloureuses pour réduire l'inflammation et la douleur.

- Précautions d'emploi spécifiques :Ne pas utiliser chez les enfants de moins de 12 ans.

<u>Troisième partie :</u>

50 maux du quotidien

10 maux courant chez les enfants

Anxiété / Angoisse

- **Application externe** : Appliquez 1 goutte d'HE de lavande vraie diluée dans 1 CAC d'huile végétale sur le plexus solaire ou les poignets.

- **Inhalation** : Diffusez l'HE de lavande vraie dans la chambre pendant 10 minutes avant le coucher.

À partir de 3 mois

Huile végétale la plus adaptée : Amande douce

Selon l'âge, discutez avec votre enfant et faites avec lui des exercices de respiration sous forme de jeu.

Colique

- Application externe : Diluez 1 goutte d'HE de camomille romaine dans 1 CAC d'huile végétale. Masser doucement le ventre de bébé dans le sens des aiguilles d'une montre.

- Inhalation : Non recommandé.

À partir de 3 mois

Huile végétale la plus adaptée : Ricin

Les séances d'ostéopathie peuvent avoir de très bons résultats en cas de colique.

Eczéma

- Application externe : Appliquez 1 goutte d'HE de lavande vraie diluée + 1 goutte d'HE de niaouli dans 1 CAS d'huile végétale sur les zones touchées, deux fois par jour.

- Inhalation : Non recommandé.

À partir de 3 mois

Huile végétale la plus adaptée : Calophylle

Faites un cataplasme d'argile + aloé vera.
Attention : ne laissez pas sécher l'argile.

Fièvre

- Application externe : Appliquez 1 goutte d'HE de lavande vraie + 1 goutte d'HE de citron + 1 goutte d'HE de ravintsara diluées dans 1 CAS d'huile végétale sur la plante des pieds.

- Inhalation : Diffusez l'HE de lavande vraie dans la pièce.

À partir de 3 mois

Huile végétale la plus adaptée : Calendula.

La fièvre modérée (jusqu'à 38,5) est une bonne chose, n'essayez pas de la faire descendre dès les premiers signes. Vous pouvez mettre des linges froids sur le front , les aisselles et les aines

Mal des transports

- **Application externe :** Appliquez 1 goutte d'HE de citron diluée dans 1 CAC d'huile végétale sur les poignets, la nuque et les tempes.

- **Inhalation :** Non recommandé.

À partir de 3 ans

Huile végétale la plus adaptée : Calendula

A partir de 7 ans, vous pouvez mettre 1 goutte d'HE de menthe poivrée sous la langue ou sur un sucre.

Maux de tête

- Application externe : Appliquez 1 goutte d'HE de lavande vraie + 1 goutte d'HE de camomille romaine diluée dans 1 CAS d'huile végétale sur les tempes et le front, en évitant les yeux.

- Inhalation : Diffusez l'HE de lavande vraie dans la pièce.

À partir de 3 mois

Huile végétale la plus adaptée : amande douce

Veillez à consulter un ophtalmologue pour votre enfant si les maux de tête sont fréquents.

Otite

- Application externe : Appliquer 1 goutte d'HE de lavande vraie diluée dans 1 CAS d'huile végétale tiède dans l'oreille de votre enfant. Laissez agir 10 minutes.

- Inhalation : Non recommandé.

À partir de 3 mois

Huile végétale la plus adaptée : Olive

Dans une compresse humide, mettez l'équivalent d'une CAC d'oignon revenu à la poêle (2 min) encore chaud, placer la compresse sur l'oreille atteinte pendant 15 minutes.

Poussée dentaire

- Application externe : Appliquez 1 goutte d'HE de camomille romaine diluée dans 1 CAC d'huile végétale sur la gencive douloureuse.

- Inhalation : Non recommandé.

À partir de 3 mois

Huile végétale la plus adaptée : Coco

Consultez un ostéopathe si les dents tardent à sortir et que votre enfant souffre.
Vous pouvez également masser le palais de votre enfant dans le sens des aiguilles d'une montre.

Rhume / Nez bouché

- Application externe : Appliquez 1 goutte d'HE de ravintsara + 1 goutte d'HE de tea tree + 1 goutte d'HE de niaouli diluée dans 1 CAS d'huile végétale de sur la poitrine et le dos.

- Inhalation : Diffusez l'HE de ravintsara dans la pièce pendant 10 minutes.

À partir de 3 ans

Huile végétale la plus adaptée : ricin

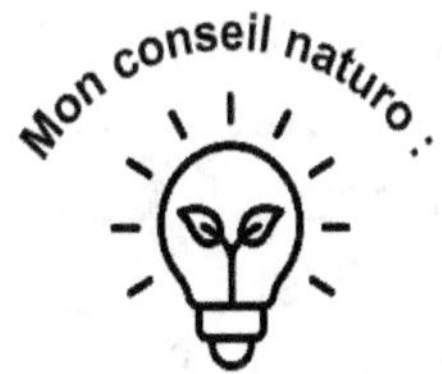

Lavez 6 fois par jour le nez de votre enfant à l'aide de sérum physiologique.

Mettez un oignon tranché sous le lit et inclinez son matelas afin qu'il puisse dormir paisiblement.

Toux grasse

- Application externe : Appliquez 1 goutte d'HE de ravintsara + 1 goutte d'HE de niaouli + 1 goutte de tea tree diluées dans 1 CAS d'huile végétale sur la poitrine et le dos.

- Inhalation : Diffusez l'HE de ravintsara dans la pièce pendant 10 minutes.

À partir de 3 ans

Huile végétale la plus adaptée : ricin

Faites un cataplasme d'huile de ricin sur le bas ventre de votre enfant, couvrez avec un bandage. Laissez agir toute la nuit, cela va faciliter l'expectoration des glaires.

Les 40 maux du quotidien

Abcès dentaire

- Application externe : Mélangez 10 gouttes d'HE de clou de girofle + 10 gouttes d'HE + 10 gouttes d'HE de baume de copaïba de menthe poivrée + 10 gouttes d'HE de tea tree dans un CAS d'huile végétale tiède, masser doucement la zone douloureuse, 5 fois par jours.

- Application interne : À l'aide d'un coton tige imbibé d'HE de clou de girofle directement sur la gencive affectée.

- Inhalation : Non recommandé

À partir de 7 ans

Huile végétale la plus adaptée : Olive

Faites des bains de bouche au bicarbonate de soude. Appliquez du froid sur la zone douloureuse

Acné

- Application externe : Appliquer 10 gouttes d'HE de tea tree + 10 gouttes d'HE de lavande vraie + 10 gouttes d'HE de clou de girofle + 10 gouttes d'HE de romarin officinal diluées dans 1 CAS d'huile végétale sur le visage, matin et soir sur une peau propre.

- Application interne : Non recommandé.

- Inhalation : Non recommandé.

À partir de 12 ans

Huile végétale la plus adaptée : MH de carotte

Buvez suffisamment d'eau , évitez les aliments à base de lait ou trop gras.

Ne touchez pas vos boutons.

Ampoule

- Application externe : appliquez 2 gouttes d'HE de citron directement sur l'ampoule.

- Application interne : Non recommandé.

- Inhalation : Non recommandé.

À partir 3 ans

Huile végétale la plus adaptée : Aucun besoin d'huile végétale.

Ne percez pas une ampoule

Angine

- **Application externe :** Mélanger 20 gouttes d'HE de clou de girofle + 20 gouttes d'HE de romarin + 20 gouttes d'HE de romarin dans 1 CAS d'huile végétale. Massez le cou et les amygdales.

- **Application interne :** 1 goutte de tea tree dans 1 CAC de miel 3 fois par jour.

- **Inhalation :** Non recommandé.

À partir de 3 ans

Huile végétale la plus adaptée : Olive.

Faire des gargarismes avec du jus de citron pur.

Anxiété / Stress

- Application externe : Mélanger 20 gouttes d'HE de lavande vraie + 20 gouttes d'HE menthe poivrée + 20 gouttes d'HE de citron dans un flacon. Mélanger 10 gouttes dans un CAC d'huile végétale et massez au niveau du diaphragme et l'intérieur des poignets.

- Application interne : 2 gouttes de la synergie diluée dans un verre d'eau ou sur une bout de mie de pain avec un grand verre d'eau.

- Inhalation : Diffuser l'HE de lavande vraie dans la pièce pendant 10 minutes.

À partir de 7 ans

Huile végétale la plus adaptée : amande douce

Faites une cure de magnésium avec l'accord de votre médecin.

Aphte

- Application externe : Appliquer 1 goutte d'HE de clou de girofle ou tea tree directement sur l'aphte, avec un coton-tige.

- Application interne : Non recommandé.

- Inhalation : Non recommandé.

À partir de 3 ans

Huile végétale la plus adaptée : Aucun besoin d'huile végétale.

Faites des bains de bouche au bicarbonate de soude.

Ballonnements / Aérophagie

- Application externe : Masser l'abdomen avec 10 gouttes d'HE de camomille romaine + 15 gouttes d'HE de menthe poivrée diluée dans 1 CAC d'huile végétale, dans le sens des aiguilles d'une montre.

- Application interne : Non recommandé.

- Inhalation : Non recommandé.

À partir de 7 ans

Huile végétale la plus adaptée : Ricin

Mangez lentement , évitez de boire pendant le repas (buvez avant ou après), faites du sport.
Évitez de manger des fruits en fin de repas: plutôt en début.

Brûlure d'estomac

- Application externe : Appliquer 15 gouttes d'HE de citron + 15 gouttes diluées dans 1 CAC d'huile végétale sur la zone de l'estomac.

- Application interne : 2 gouttes d'HE de menthe poivrée sur un comprimé neutre ou de la mie de pain avec un grand verre d'eau.

- Inhalation : Non recommandé.

À partir de 7 ans

Huile végétale conseillée : Olive

Revoir votre alimentation avec un naturopathe.
Buvez un verre d'eau avec une CAC de bicarbonate.

Brûlure légère

- Application externe : Appliquer immédiatement 2 gouttes d'HE de lavande vraie ou romarin ou ou camomille romaine non diluée sur la brûlure, puis, après 10 minutes, appliquer de l'huile végétale de calendula.

- Application interne : Non recommandé.

- Inhalation : Non recommandé.

À partir de 3 mois

Huile végétale la plus adaptée : Calendula

1er réflexe : placer la zone brûlée sous l'eau froide pendant 10 à 15 minutes. massez la zone brûlée avec de l'aloe vera autant de fois que nécessaire.

Bouton de fièvre

- **Application externe :** Appliquez l'HE de niaouli directement sur le bouton à l'aide d'un coton tige.

- **Application interne :** Non recommandé.

- **Inhalation :** Non recommandé.

À partir de 3 ans

Huile végétale la plus adaptée : pas de nécessité

Si vous avez régulièrement des boutons de fièvre, continuez cette application 2 semaine après la disparition du bouton sur tout le pourtour des lèvres.

Chute de tension / Malaise

- Application externe : Mélanger 10 gouttes de menthe poivrée + 10 gouttes de clou de girofle dans une CAC d'huile végétale.
 Masser les poignets avec ce mélange.

- Application interne : 1 goutte d'HE de menthe poivrée sous la langue , pure ou sur un demi morceau de sucre.

- Inhalation : Inhaler l'HE de menthe poivrée directement sur le flacon.

À partir de 7 ans

Huile végétale la plus adaptée : Calophylle

Relevez vos jambes pendant le malaise;
Passez vos jambes ou vos avant-bras sous l'eau bien fraîche. Mangez des aliments riches en potassium.

Constipation

- **Application externe :** Masser l'abdomen avec 25 gouttes d'HE de camomille romaine diluée dans 1 CAC d'huile végétale.

- **Application interne :**1 goutte d'HE de camomille romaine avec un grand verre d'eau 3 à 4 fois par jour.

- **Inhalation :** Non recommandé.

À partir de 3 mois

Huile végétale la plus adaptée : Olive

Prenez 5 fruits secs (figue ou pruneau) que vous aurez préalablement réhydratés dans la journée.Vous pouvez également prendre le matin, à jeun, une CAS d'huile d'olive

+ à une CAC de jus de citron.

Coup / Contusions

- Application externe : Appliquer 10 goutte d'HE de lavande vraie + 15 goutte d'HE de baume de copaiba diluées dans 1 CAC d'huile végétale sur la zone touchée.

- Application interne : Non recommandé.

- Inhalation : Non recommandé.

À partir 7 ans

Huile végétale la plus adaptée : Arnica.

Appliquez du froid dès que possible sur le coup.
Si vous avez tendance à marquer facilement, pensez à faire un cure de vitamine C avec l'accord de votre médecin

Coup de soleil

- Application externe : Appliquer immédiatement 2 gouttes d'HE de lavande vraie ou romarin ou camomille romaine non diluée sur la brûlure, puis appliquer de l'huile végétale.

- Application interne : Non recommandé.

- Inhalation : Non recommandé.

- À partir de 3 mois

- Huile végétale la plus adaptée : Calendula.

Pensez à vous protéger au maximum du soleil, Cependant , le soleil est une excellente source de vitamine D.

Diarrhée

- Application externe : Masser l'abdomen avec 10 goutte d'HE de lavande vraie + 10 gouttes d'HE de romarin + 10 goutte d'HE de citron + 10 goutte d'HE de clou de girofle diluées dans 1 CAS d'huile végétale.

- Application interne : 1 goutte d'HE de citron ou romarin ou lavande avec un grand verre d'eau 3 à 4 foi par jour.

- Inhalation : Non recommandé.

À partir de 7 ans

Huile végétale la plus adaptée : Ricin

La diarrhée est le signe que le corps se nettoie , il n'est pas nécessaire de la stopper tant que l'on s'hydrate suffisamment et qu'elle ne dure pas plus de 3 jours.

Démangeaisons du cuir chevelu

- Application externe : Masser le cuir chevelu avec 25 goutte d'HE de tea tree dans 2 CAS de bicarbonate de soude humidifié.

- Application interne : Non recommandé.

- Inhalation : Non recommandé.

À partir de 3 ans

Huile végétale la plus adaptée : Aucun besoin d'huile végétale.

Mélangez 2 CAS d'argile verte mélangée à 2 CAS d'huile de coco. Appliquez sur votre cuir chevelu 30 minutes et rincez abondamment avec un eau froide + vinaigre de cidre. .

Douleur musculaire

- Application externe : Masser la zone douloureuse avec 20 gouttes d'HE de lavande vraie + 20 gouttes d'HE de baume de copaiba + 20 gouttes d'HE de menthe poivrée diluées dans 1 CAS d'huile végétale.

- Application interne : Non recommandé.

- Inhalation : Non recommandé.

À partir de 3 mois

Huile végétale la plus adaptée : Arnica

Buvez beaucoup d'eau ou tisane décontractante tel que le camomille ou la menthe poivrée.

Entorse

- **Application externe :** Appliquer 25 gouttes d'HE de baume de copaiba diluées dans 1 CAC d'huile végétale sur la zone touchée 3 fois par jour.

- **Application interne :** Non recommandé.

- **Inhalation :** Non recommandé.

À partir de 3 mois

Huile végétale la plus adaptée : Arnica.

Consultez un ostéopathe après votre guérison.

Fatigue générale

- Application externe : Masser le plexus solaire avec 10 gouttes d'HE de ravintsara + 10 gouttes de romarin + 10 gouttes de menthe poivrée diluées dans 1 CAC d'huile végétale.

- Application interne : 2 gouttes d'HE de menthe poivrée avec un grand verre d'eau le matin à jeun.
.

- Inhalation : Diffuser l'HE de ravintsara dans la pièce pendant 10 minutes.

À partir de 3 ans

Huile végétale la plus adaptée : Olive

Pratiquez une activité physique douce, pensez à vous.
Consultez un psychologue si besoin.

Gerçure

- **Application externe** : Mélanger 25 gouttes d'HE de niaouli avec 1 CAC d'huile végétale sur les lèvres

- **Application interne :** Non recommandé.

- **Inhalation :** Non recommandé.

À partir de 3 ans

Huile végétale la plus adaptée : Coco

Pensez à bien hydrater vos lèvres avec du beurre de karité par exemple

Gingivite

- **Application externe :** Masser doucement les gencives avec 1 ou 2 gouttes d'HE de citron ou ravintsara la gencive affectée.

- **Application interne :** Non recommandé.

- **Inhalation :** Non recommandé.

À partir 3 ans

Huile végétale la plus adaptée : Non nécessaire.

Lavez vos dents avec un mélange de bicarbonate et huile de coco.

Hémorroïdes

- Application externe : En bain de siège : diluez 5 gouttes d'HE de lavande ou niaouli dans de l'eau tiède.
Faire 2 bain de siège minimum par jour.

- Application interne : Non recommandé.

- Inhalation : Non recommandé.

À partir de 3 mois

Huile végétale la plus adaptée : Non nécessaire.

Décongestionnez votre foie ,
Consultez un naturopathe.

Hypertension légère

- Application externe : Appliquer 25 gouttes d'HE de lavande vraie diluée dans 1 CAC d'huile végétale sur le plexus solaire.

- Application interne : 1 à 2 gouttes d'HE de citron ou de lavande 2 à 3 fois par jour.

- Inhalation : Diffuser l'HE de lavande vraie dans la pièce.

À partir de 3 mois

Huile végétale la plus adaptée : Olive

L'hypertension doit être surveillé de près par votre médecin ,
Faites de l'exercice physique modéré et/ou des exercices de relaxation simple.

Infections urinaires

- **Application externe :** Non recommandé.

- **Application interne :** 1 goutte d'HE de citron 4 fois par jour avec un grand verre d'eau

- **Inhalation :** Non recommandé.

À partir de quel âge : 7 ans

Huile végétale la plus adaptée : Non nécessaire

Buvez de l'eau citronnée ou du jus de cassis dilué.
Si les infections urinaires sont fréquentes, prenez soin de votre flore intestinale à l'aide de votre naturopathe.

Jambes lourdes

- Application externe : Masser les jambes avec 15 gouttes d'HE de lavande vraie + 15 gouttes d'HE de citron + 10 gouttes d'He de menthe poivrée diluées dans 1 CAC d'huile végétale , en remontant des chevilles vers les cuisses.

- Application interne : 1 goutte de citron avec un grand verre d'eau 3 fois par jour.

- Inhalation : Non recommandé.

À partir de 3 mois

Huile végétale la plus adaptée : Calophylle.

Pratiquez les douches écossaises, et une activité physique régulière.

Migraines / Maux de tête

- Application externe : Appliquer 10 gouttes d'HE de lavande vraie + 15 gouttes d'HE de menthe poivrée diluées dans 1 CAC d'huile végétale sur les tempes et le front.

- Application interne : Non recommandé.

- Inhalation : Diffuser l'HE de lavande vraie dans la pièce.

À partir de 7 ans

Huile végétale la plus adaptée : Olive

Si vos migraines sont fréquentes, buvez plus d'eau , et consultez un naturopathe qui cherchera avec vous la cause.

Mycose

- Application externe : Appliquer 10 gouttes d'HE de tea tree + 10 gouttes de baume de copaiba + 10 gouttes lavande vraie diluée dans 1 CAC d'huile végétale sur la zone affectée, deux fois par jour.

- Application interne : Non recommandé.

- Inhalation : Non recommandé.

À partir de 7 ans

Huile végétale la plus adaptée : Coco.

Pensez à désinfecter tous les vêtements qui ont été en contact avec le champignon. Si les mycoses sont fréquentes , rééquilibrez votre microbiote.

Nausée

- Application externe : Appliquer 10 gouttes d'HE de citron + 10 gouttes d'HE de menthe poivrée diluée dans 1 CAS d'huile végétale sur les poignets.

- Application interne : 1 goutte d'HE de menthe poivrée sous la langue pure ou sur un demi sucre.
.

- Inhalation : Inhaler directement l'HE de citron à partir du flacon.

À partir de 7 ans

Huile végétale la plus adaptée : Coco

Les infusions de gingembre sont très efficaces pour les nausées.

Mauvaise haleine

- Application externe : Ajouter 1 goutte d'HE de tea tree + 1 goutte de menthe poivrée dans un verre d'eau tiède et utiliser en bain de bouche.

- Application interne : 1 goutte d'HE de menthe poivrée dans un CAC de miel.

- Inhalation : Non recommandé.

À partir de 3 ans

Huile végétale la plus adaptée : Aucun besoin d'huile végétale.

La mauvaise haleine peut venir du foie, de l'estomac , ou d'une affection buccale. N'hésitez pas à consulter un professionnel de santé à ce sujet.

Otite

- Application externe : Appliquer 10 gouttes d'HE de lavande vraie + 10 gouttes de baume de copaiba diluée dans 1 CAC d'huile végétale autour de l'oreille en massage doux.

- Application interne : 5 gouttes d'HE de lavande vraie dans 1 CAC d'huile d'olive tiède.

- Inhalation : Non recommandé.

À partir de 3 mois

Huile végétale la plus adaptée : Olive.

Si vous souffrez d'otite à répétition consultez un ORL. Consultez également un naturopathe pour identifier la cause.

Piqûre d'insecte

- Application externe : Appliquer 2 gouttes d'HE de lavande vraie non diluée sur la piqûre. Mélanger de l'HE de citronnelle dans votre crème hydratante ou dans un huile végétale pour une action répulsive.

- Application interne : Non recommandé.

- Inhalation : Non recommandé.

À partir de 3 mois

Huile végétale la plus adaptée : Aucun besoin d'huile végétale.

Equipez-vous d'un aspi-venin.

Plaie légère

- Application externe : Mélangez 20 gouttes de baume de copaiba + 20 gouttes d'HE de lavande + 20 gouttes d'HE de camomille à un CAS de miel, appliquez sur la plaie jusqu'à cicatrisation.

- Application interne : Non recommandé.

- Inhalation : Non recommandé.

À partir de 7 ans .

Huile végétale la plus adaptée : Non nécessaire

L'allantoïne et l'acide hyaluronique vous permettra de réduire la cicatrice.

Rétention d'eau

- Application externe : Masser les jambes avec 25 gouttes d'HE de lavande vraie + 25 gouttes d'HE de citron diluée dans 1 CAS d'huile végétale, en remontant des chevilles vers les cuisses.

- Application interne : Non recommandé.

- Inhalation : Non recommandé.

À partir de 3 mois.

Huile végétale la plus adaptée : Calophylle.

Évitez les produits très salés , buvez beaucoup d'eau et pratiquez un activité physique régulière .

Règle douloureuse

- **Application externe :** Masser le bas-ventre avec 25 gouttes d'HE de lavande vraie diluée dans 1 CAC d'huile végétale.

- **Application interne :** Non recommandé.

- **Inhalation :** Non recommandé.

À partir de 7 ans

Huile végétale la plus adaptée : Olive.

Appliquez un cataplasme d'argile verte froid sur le bas ventre pendant 1h le soir. Faites une cure de magnésium et vitamine B6.

Rhumatisme/ arthrite

- Application externe : Masser les zones douloureuses avec 20 gouttes d'HE de lavande vraie + 20 gouttes d'HE d'eucalyptus + 20 gouttes de baume de copaiba diluées dans 1 CAS d'huile végétale.

- Application interne : Non recommandé.

- Inhalation : Non recommandé.

À partir de 7 ans.

Huile végétale la plus adaptée : Arnica.

Faites une cure de sélénium.
Consultez un ostéopathe.

Sinusite

- **Application externe** : Appliquer 25 gouttes d'HE de de menthe poivrée diluée dans 1 CAC d'huile végétale sur le front et les tempes.

- **Application interne :** 1 goutte d'HE de ravintsara avec un grand verre d'eau 3 fois par jour.

- **Inhalation :** Diffuser l'HE de ravintsara et eucalyptus dans la pièce pendant 10 minutes.

À partir de 7 ans.

Huile végétale la plus adaptée : Olive.

Si vous souffrez régulièrement de sinusite consultez votre médecin.
Vous pouvez chercher la cause avec votre naturopathe.

Toux grasse/ Bronchite

- Application externe : Appliquer 20 gouttes d'HE d'eucalyptus + 20 gouttes d'HE de ravintsara + 20 gouttes d'HE de niaouli diluée dans 1 CAS d'huile végétale sur la poitrine et le dos.

- Application interne : 1 goutte d'HE de ravintsara 3 fois par jour dans un grand verre d'eau.

- Inhalation : Diffuser l'HE d'eucalyptus dans la pièce pendant 10 minutes.

À partir de 3 ans .

Huile végétale la plus adaptée : Coco.

Faites une cure de tisane de thym matin et soir de l'automne au printemps.

Toux sèche

- Application externe : Appliquer 25 gouttes d'HE de ravintsara diluées dans 1 CAS d'huile végétale sur le cou et la poitrine.

- Application interne : 1 goutte de lavande vraie dans 1 CAC de miel et/ou 1 CAC de jus de citron. 3 fois par jour.

- Inhalation : Diffuser l'HE de ravintsara dans la pièce.

À partir de 3 ans.

Huile végétale la plus adaptée : Olive.

Pensez à boire beaucoup, vous pouvez rajouter du jus de citron à votre eau pour ses vertus antiseptiques.

Transpiration fétide

- **Application externe :** Appliquer 1 goutte d'HE de tea tree directement sur l'aisselle.

- **Application interne :** Non recommandé.

- **Inhalation :** Non recommandé.

À partir de 3 ans.

Huile végétale la plus adaptée : Non nécessaire

Passez du bicarbonate de soude sous vos aisselles. consultez un naturopathe pour traiter la cause.

Vertige

- Application externe : Mélanger 10 gouttes de menthe poivrée + 10 gouttes de clou de girofle dans une CAC d'huile végétale.
 Masser les poignets avec ce mélange.

- Application interne : 1 goutte d'HE de menthe poivrée sous la langue , pure ou sur un demi morceau de sucre.

- Inhalation : Inhaler l'HE de menthe poivrée directement sur le flacon.

À partir de 7 ans.

Huile végétale la plus adaptée : Calophylle

Relevez vos jambes pendant le malaise;
Passez vos jambes ou vos avant-bras sous l'eau bien fraîche. Mangez des aliments riches en potassium.

Verrue

- Application externe : Mélanger 40 gouttes d'HE de citron + 40 gouttes d'HE de tea tree dans un flacon.
Appliquer directement ce mélange sur la verrue à l'aide d'un coton tige.

- Application interne : Non recommandé.

- Inhalation : Non recommandé.

À partir de 3 ans.

Huile végétale la plus adaptée : Aucun besoin d'huile végétale.

Appliquez une rondelle d'ail frais de la taille de la verrue, laissez agir toute les nuits jusqu'à disparition de la verrue.

Lexique

HE = huile essentielle
CAS = cuillère à soupe
CAC = cuillère à café
HV = huile végétale
MH = macérât huileux

Table des matières

Première partie : Comment bien utiliser les huiles essentielles

2. Les règles de dilution et précautions d'emploi................................ 6

3. Les différentes huiles végétales et leurs propriétés.

- Huile d'amande douce 10
- Huile de jojoba...................... 10
- Huile de coco........................ 11
- Huile d'olive......................... 11
- Huile de noyau d'abricot......... 11
- Huile de pépins de raisin.......... 12
- Huile d'argan........................ 12
- Huile de calendula 12
- Huile d'avocat....................... 13
- Huile de sésame.................... 13
- Huile de macadamia............. 14
- Huile de rose musquée...... . 14

Deuxième partie : Les 12 huiles vraiment essentielles

- **3 huiles essentielles à partir de 3 mois**

  - Huile essentielle de lavande vraie   18
  - Huile essentielle de mandarinier   20
  - Huile essentielle de camomille romaine   22

- **3 huiles essentielles à partir de 3 ans**

  - Huile essentielle de Tea Tree   25
  - Huile essentielle de Ravintsara   27
  - Huile essentielle de Niaouli   29
  - Huile essentielle de citron   31

- **6 huiles essentielles à partir de 7 ans**

  - Huile essentielle de menthe poivrée   34
  - Baume de Copaïba   36
  - Huile essentielle de citronnelle   38
  - Huile essentielle d'eucalyptus   40
  - Huile essentielle de romarin   42

- **Huile essentielle bonus :**

  - Huile essentielle de clou de girofle   45

Troisième partie : 50 maux du quotidien

-   Les maux courants chez les enfants

- Anxiété / Angoisse............   49
- Colique...........   50
- Eczéma......................................   51
- Fièvre......................................   52
- Mal des transports....................   53
- Maux de tête.............................   54
- Otite...   55
- Poussée dentaire......................   56
- Rhume / Nez bouché...................   57
- Toux grasse..............................   58

-   Les 40 maux du quotidien

- Abcès dentaire..........................   60
- Acné..   61
- Ampoule...................................   62
- Angine......................................   63
- Anxiété / Stress.......................   64
- Aphte.......................................   65
- Ballonnements / Aérophagie.........   66
- Brûlure d'estomac......................   67
- Brûlure légère...........................   68
- Bouton de fièvre........................   69
- Chute de tension / Malaise..........   70
- Constipation.............................   71
- Coup / Contusions...................   72
- Coup de soleil....................   73

- Diarrhée……………………… 74
- Démangeaisons du cuir chevelu.. 75
- Douleur musculaire…… ……. 76
- Entorse………………………. 77
- Fatigue générale……………… 78
- Gerçure……………………… 79
- Gingivite…………………… 80
- Hémorroïdes……………… 81
- Hypertension légère………… 82
- Infections urinaires………… 83
- Jambes lourdes……………… 84
- Migraines / Maux de tête……… 85
- Mycose………………… 86
- Nausée…………………… …… 87
- Mauvaise haleine……………… 88
- Otite…………………………. 89
- Piqûre d'insectes……………… 90
- Plaie légère…………………… 91
- Rétention d'eau……………… 92
- Règle douloureuse…………… 93
- Rhumatisme / Arthrite………… 94
- Sinusite…… ……………….. 95
- Toux grasse / Bronchite……… . 96
- Toux sèche………………… 97
- Transpiration fétide……………… 98
- Vertige…………………… 99
- Verrue………………………… 100

- **Lexique** **101**